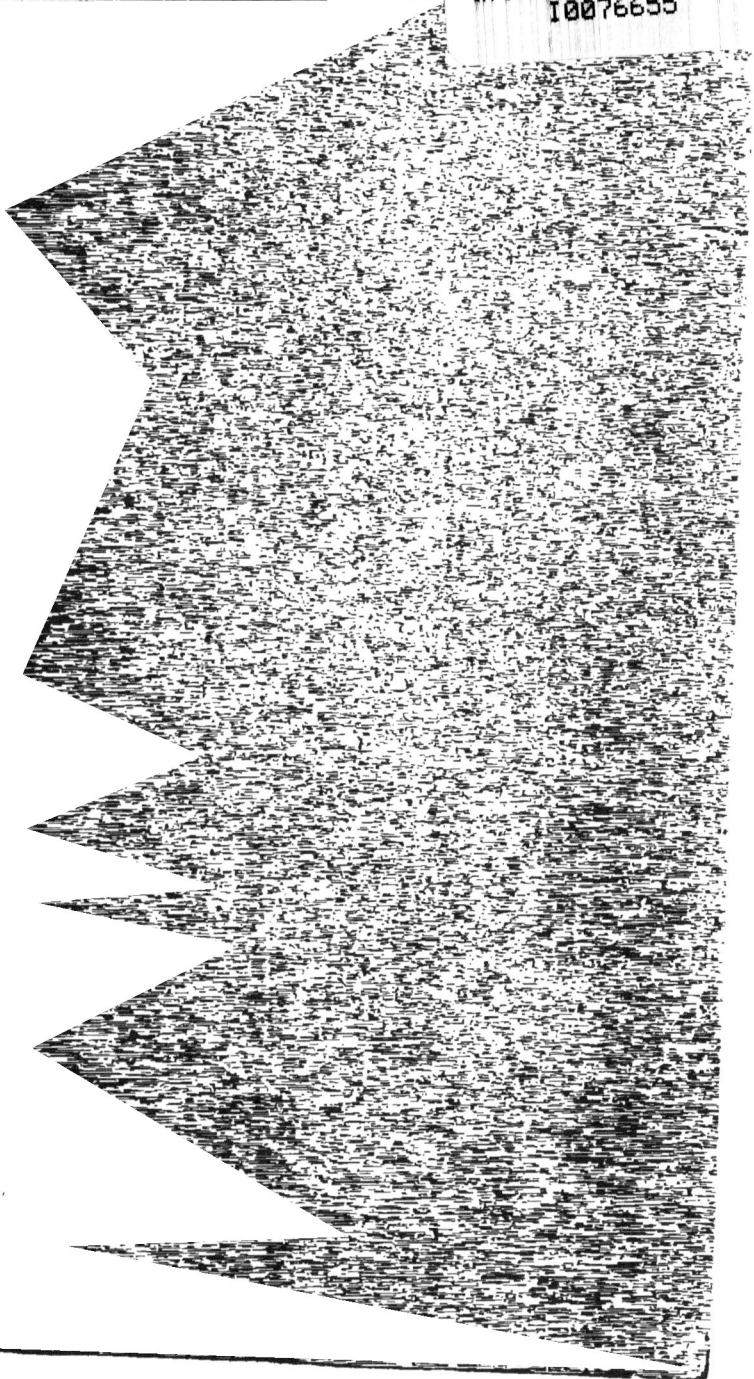

T ^{14}
c
143

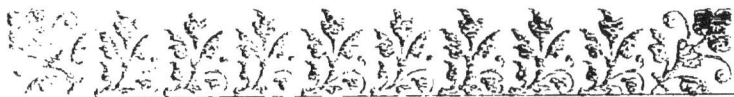

Hygiène de la Bouche et des Dents

CONSEILS

AUX PARENTS

par

L. Martinaud

Chirurgien-Dentiste de la Faculté de Médecine

ANGOULÊME

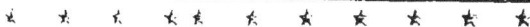

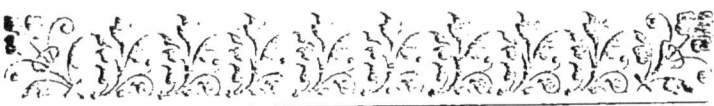

Hygiène de la Bouche
et des Dents

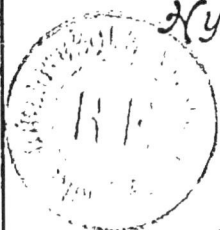

CONSEILS

AUX PARENTS

par

L. Martinaud

Chirurgien-Dentiste de la Faculté
de Médecine

ANGOULÊME

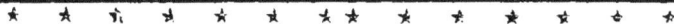

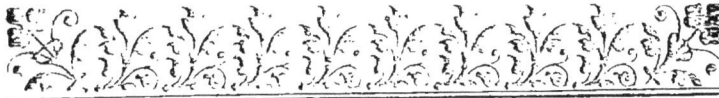

Hygiène de la Bouche et des Dents

CONSEILS

AUX PARENTS

par

L. Martinaud

Chirurgien-Dentiste de la Faculté
de Médecine

ANGOULÊME

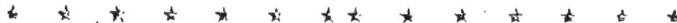

Avant-Propos

★ ★ ★

Cet opuscule que nous avons le plaisir d'offrir à notre clientèle n'a aucune prétention scientifique ; mais puisque, de nos jours, tout ce qui a droit à l'hygiène a le don d'exciter la curiosité, nous avons pensé qu'il ne serait peut-être pas inutile d'apporter, dans la mesure de nos moyens et sous la forme de quelques conseils, notre part de contribution à l'hygiène dentaire.

Puisse notre intention être appréciée de ceux qui liront ces lignes : puissent-ils surtout se bien pénétrer de cette pensée, qu'une santé parfaite est un des facteurs du bonheur et que, suivant l'adage latin, c'est dans un corps sain que réside une intelligence saine : *mens sana in corpore sano.*

Dents de Lait
Conseils aux Parents

En thèse générale on peut affirmer que la plupart des maux dont souffre les enfants seraient facilement évités si les parents étaient plus prévoyants, en matière dentaire principalement cette affirmation se trouve justifiée.

On croit généralement qu'il est inutile de donner aux dents de lait soit des soins hygiéniques pour les empêcher de se carier, soit des soins thérapeutiques lorsqu'elles sont atteintes par la carie. C'est là un préjugé qu'il importe de combattre, parce que les enfants en sont les victimes.

Lorsque les dents de lait s'encrassent, se couvrent de matières noires ou vertes, les caries se multiplient, occasionnant des douleurs vives, provoquant des abcès plus ou moins nombreux. On ne saurait trop attirer l'attention des parents sur les dangers que présente un tel état de choses, tant au point de vue de la santé actuelle du jeune enfant qu'à celui de la solidité de la seconde dentition.

La faiblesse de ne pas résister aux pleurs

de l'enfant, le manque de soins ou l'ignorance des parents peuvent avoir des conséquences désastreuses :

Si la première dentition est tout à fait mauvaise, l'alimentation sera forcément incomplète et viciée par l'absorption constante de matières purulentes ; de là de graves désordres dans l'organisme du sujet ; de plus, comme il existe des rapports directs entre la première et la seconde dentition, il est facile de comprendre combien celle-ci sera compromise à son tour.

Que les parents ne l'oublient pas ! Il ne faut rien négliger pour conserver les dents de lait dans le meilleur état possible jusqu'au moment ou elles doivent être remplacées par les permanentes.

Donc, il faut : 1° que les dents de lait soient préservées de la carie par des soins hygiéniques ; 2° qu'elles soient soignées si la carie les attaque.

Les dents de lait ou temporaires sont au nombre de vingt ; dix à chaque mâchoire, savoir quatre incisives, deux canines et quatre molaires.

Voici les époques auxquelles elles paraissent : six à huit mois après la naissance, les deux incisives inférieures moyennes commencent ; puis viennent, après quelques semaines, les incisives supérieures moyennes, puis les autres incisives, tantôt supérieures, tantôt inférieures.

Ce n'est qu'à l'âge de deux ans qu'apparaissent les molaires antérieures et enfin les canines.

L'enfant conserve ses dents de lait jusqu'à l'âge de six ou sept ans environ.

Leur chute a lieu de la façon suivante: les incisives inférieures tombent dans la septième année, les supérieures dans la huitième; les canines et les molaires de la neuvième à la douzième année.

Seconde Dentition
Dents Permanentes

L'éruption des dents de la seconde dentition commence presque toujours vers cinq ou six ans et n'est achevée qu'à vingt-deux ou vingt-cinq ans.

Chez les filles l'éruption des dents permanentes est un peu plus précoce que chez les garçons.

Le percement de ces dents au nombre de *trente-deux*, a lieu de la façon suivante:

De 5 à 6 ans, premières grosses molaires;

De 6 à 7 ans, incisives centrales inférieures ;
De 7 à 8 ans, incisives centrales supérieures ;
De 8 à 9 ans, incisives latérales (haut et bas) ;
De 9 à 10 ans, premières petites molaires (haut et bas) ;
De 10 à 11 ans, canines (haut et bas) ;
De 11 à 12 ans, secondes petites molaires (haut et bas) ;
De 12 à 14 ans, secondes grosses molaires (haut et bas) ;
De 18 à 25 ans, dents de sagesse.

Si nous avons appelé l'attention des parents sur la première dentition, on nous permettra d'insister davantage encore sur la nécessité d'apporter toute la vigilance dont on est capable à la conservation des dents permanentes, car c'est avec elles et par elles que l'on devrait s'acheminer (lentement quelquefois, mais à coup sûr toujours) vers ce but suprême de la vie qui est la mort.

Les dents ne sont pas seulement des organes destinés à jouer un rôle important dans la mastication, une arcade dentaire régulière notamment développée, agrémentée de tous les ornements que comporte la nature, contribue puissamment à la perfection de l'esthétique : nous livrons deux maximes à la méditation du lecteur : « Une bouche sans

dents est un moulin sans meules ». « Le
plus beau diamant ne vaut pas une dent
saine ».

L'évolution des dents de la seconde dentition une fois opérée, en un mot le rôle de la
nature terminé, celui des parents recom-
mence ; ils doivent redevenir les surveillants
constants du système dentaire des êtres qui
leur sont chers.

Conserver les dents, les soustraire à l'in-
vasion de la maladie, tel est le but de l'hygiène dentaire dans sa plus large acception.
— Mieux vaut prévenir que guérir.

Question banale en apparence et bien digne cependant de fixer l'attention que celle
qui a trait aux soins de la bouche et des
dents. Ces soins dont l'utilité est généralement méconnue chez nous, même parmi les
plus raffinés et les plus instruits, même parmi les arbitres de l'élégance, on ne devrait
pas perdre de vue qu'ils sont comme le pré-
lude de la santé générale.

Nous le proclamons bien haut et nous le
répéterons sans cesse, l'examen de la bouche
et de l'appareil dentaire s'impose avant tout
à ceux qui ont le souci du bien-être des leurs.

Que les parents fassent donc procéder au
moins une fois par an et plus souvent s'il y
a lieu, à l'examen de la bouche de leurs en-

fants par un praticien vraiment digne de ce nom, loyal et désintéressé.

Que les déviations soient corrigées, que les caries débutantes soient combattues, que les prescriptions recommandées soient rigoureusement observées.

A cette condition seulement, parents clairvoyants et bons, vous aurez des enfants sains et robustes.

Pour nous qui, depuis plusieurs années, avons le titre légitimement acquis de chirurgien-dentiste de « l'OEuvre du patronage des Écoles publiques laïques de la ville de Ruffec » nous ne pouvons qu'applaudir à la généreuse pensée qui a inspiré les fondateurs de cette OEuvre éminemment utile.

Pour remédier à l'ignorance des parents ou à leur insouciance en ce qui concerne l'état de la dentition de leurs enfants, il est d'une grande importance qu'une inspection dentaire soit faite dans les écoles au moins deux fois par an.

Une des intéressantes remarques qu'il nous a été donné de faire dans l'exercice de nos fonctions officielles, c'est que, à l'âge où les enfants fréquentent l'école, c'est-à-dire au moment où les dents permanentes succèdent aux dents de lait, plus les dents de lait sont soignées, plus facilement s'opère l'évolution des permanentes, et les soins donnés conjurent rapidement les dangers de déviation irrémmédiables et de carie dévastatrice.

Et pourquoi donc les progrès observés dans les établissements publics de nos grandes villes et dans ceux de centres moins importants ne pourraient-ils être réalisés isolément ? Pourquoi donc dans chacune de nos maisons l'initiative individuelle ne viendrait-elle pas en aide à ceux qui prêchent la bonne parole et n'aspirent qu'à ce résultat : la diminution des souffrances et partout l'amélioration des générations à venir ?

Voilà pourquoi, en matière de conclusion, dans ce chapitre relatif à la seconde dentition nous exhorterons instamment les parents à s'occuper de leur progéniture avec un soin d'autant plus minutieux que le moment est venu où. chaque jour et d'une façon imperceptible, la métamorphose s'effectue, où *la petite fille* devient *la jeune fille* et le *petit garçon le jeune homme.*

La Carie dentaire
Le Tartre

Notre cadre est trop étroit pour énumérer toutes les maladies dont la bouche peut être le siège.

Notre but n'est pas autre chose que de tenir en éveil l'attention du lecteur, de le mettre en garde contre lui-même, contre son incurie et de l'inciter à recourir au chirurgien-dentiste toutes les fois que des indices non équivoques le mettront sur la trace d'un mal à son début.

Et puisque la carie est l'ennemi principal qui attaque, ronge et détruit les dents, c'est d'elle que nous allons nous occuper sommairement, sans nous attarder à l'examen des opinions émises à son sujet, sans prendre la peine d'en donner une définition.

La présence de la carie dentaire se maniféste ordinairement par une tache sur l'émail.

Cette constatation faite, il ne reste plus qu'à obvier aux inconvénients qui en résulteraient en cas de négligence.

Avant toute souffrance, et surtout avant que le nerf soit à nu, il est indispensable d'avoir recours au dentiste.

Que la carie soit du 1er du 2me ou 3me *degré*, qu'elle soit *superficielle, moyenne* ou *pénétrante*, comme disent les auteurs, qu'importe ? Le mal existe, c'est tout ce qu'il faut considérer. La guérison dépend des remèdes et non des classifications.

La carie des dents a été attribuée à une grande variété de causes : genre d'alimentation, certains états de la santé générale, changements subits de la température, etc.

Beaucoup (et non des moindres) ont longuement disserté sur la carie ; elle n'en continue pas moins à exercer ses ravages, ne cédant qu'à des remèdes énergiques, scientifiquement dosés, intelligemment prescrits, étendant avec persévérance son champ d'exploitation quand l'inertie de la victime encourage son audace.

Parmi les auxiliaires de la carie il en est un redoutable contre lequel toute personne véritablement soucieuse de la santé de sa bouche devra se prémunir: nous avons nommé le *tartre*.

Le tartre n'est autre chose qu'une concrétion salivaire. La couleur, la consistance et la quantité du tartre varient suivant les tempéraments et l'état de la santé générale.

Tout le monde est sujet au tartre, mais non de la même façon. Chez quelques personnes il se dépose sur les dents en plus grande quantité que chez d'autres. Sa couleur n'est pas non plus uniforme, quelquefois il est blanc, d'autres fois d'un brun foncé, clair ou jaunâtre ; d'autres fois enfin blanc sale.

Chez les uns il est très dur, presque aussi compact que les dents elles-mêmes avec lesquelles il semble faire corps ; chez les autres il est tellement mou qu'on peut le retirer des dents avec l'ongle.

Le tartre noir est le plus dur ; le blanc le plus mou.

Généralement la présence du tartre est suivie de conséquences dangereuses non seulement pour la gencive et les dents, mais encore pour la santé générale.

Le tartre provoque l'inflammation, le gonflement et la suppuration des gencives qu'il décolle des dents, détruit les alvéoles, ébranle les dents et souvent les fait tomber, sans oublier la carie dont il favorise le développement en la tenant traîtreusement cachée sous son écorce.

Lorsque le tartre s'accumule en quantité considérable il donne à la bouche un aspect désagréable, repoussant même, et à l'haleine une odeur presque insupportable.

Par ce qui précède, on peut se rendre compte de l'importance de l'ablation du tartre.

Dans le cours de notre carrière professionnelle nous avons bien souvent constaté, non sans quelque surprise, que beaucoup de personnes, pour un motif quelconque, consentent difficilement à se prêter à l'enlèvement du tartre, ce pire des ennemis buccaux.

On est scrupuleux pour tout ce qui regarde

la toilette, on poussera la recherche de l'élégance jusqu'à ses dernières limites, et l'on semble n'accorder à la propreté de la bouche qu'une attention superficielle !!

Pour vous, ami lecteur, si mes conseils vous paraissent appréciables, n'hésitez jamais à demander au dentiste le signalé service de dégager vos dents du tartre qui les encombre.

Obturation des Dents

Lorsqu'une dent atteinte de carie a été soignée, il reste a procéder a son *obturation*, à la plomber pour employer l'expression vulgaire,

L'obturation ne convient que dans certaines circonstances, et lorsquelle est faite sans que l'on tienne compte de ces circonstances, il est possible qu'elle produise plus de mal que de bien.

Loin de nous la pensée de vouloir nous attribuer ici une part de gloire à laquelle nous ne prétendons pas, mais nous pouvons affirmer sans crainte d'être démenti *avec connaissance de cause* qui sont les cas exceptionnels, nos obturations nous ont toujours donné des résultats satisfaisants, tant nous avons apporté de soin à nos travaux,

Extraction des Dents

· Lorsque, pour n'importe qu'elle cause, l'extraction d'une dent ou d'une racine est devenue nécessaire, il faut faire extraire cette dent ou cette racine.

L'extraction, nous ne le savons que trop, offre parfois des difficultés considérables ; on rencontre de temps à autre des conformations vicieuses ; des obstacles sans nombre peuvent aussi se présenter, mais l'expérience, le jugement et le bon sens de l'opérateur doivent presque toujours lui permettre de les surmonter.

Anesthésie

Chez les personnes douées d'une grande susceptibilité nerveuse et qui redoutent l'opération, il est bon d'employer un *anesthésique*, c'est-à-dire un des divers agents auxquels on a recours pour abolir la douleur pendant les opérations chirurgicales.

A notre avis, toute extraction devrait être

précédée d'une anesthésie, qu'elle soit locale ou générale.

L'anesthésie se produit à l'aide d'agents très variés ; leur administration réclame du praticien des connaissances spéciales.

Au nombre des agents d'anesthésie générale, il en est un que nous recommandons avec toute la confiance que nous avons puisée en des essais réitérés, toujours couronnés de succès, c'est l'anesthésie du Docteur Rolland.

Prothèse

La *prothèse dentaire*, pour la définir rapidement, est l'art de réparer la perte des organes contenus dans la bouche.

De cette définition il résulte que le dentiste ne doit pas être seulement un opérateur, mais qu'il doit aussi posséder un œil suffisamment *éduqué* pour comprendre les besoins de l'esthétique et une main capable d'exécuter avec art les travaux les plus délicats.

Il nous serait facile, à propos des dents artificielles, de nous livrer à une dissertation, sans intérêt pour le lecteur, sur la préparation de la bouche, la prise des empreintes, le choix des matières, etc... Nous préférons condenser en quelques mots l'opinion qu'une pratique de plus de vingt années nous à permis d'acquérir en matière de prothèse.

En principe, et d'une façon pour ainsi dire absolue, les dents disparues doivent être remplacées ; ainsi l'exigent l'harmonie des traits, la beauté du visage, l'expression de la physionomie, l'articulation correcte des sons, l'endiguement de la salive ; ainsi le veut la santé générale trop souvent compromise par les maladies de l'estomac, résultat d'une mastication incomplète.

Qu'il s'agisse d'une dent, de plusieurs dents ou d'une mâchoire entière, les précautions à prendre doivent être les mêmes, et plus les difficultés augmentent, plus il faut que le praticien s'acharne à les vaincre.

Certes, dans les œuvres de la nature il existe une perfection à laquelle l'art serait téméraire d'essayer jamais d'atteindre ; mais les dents artificielles, telles qu'on les confectionne et les pose aujourd'hui satisfont à tous les usages auxquels elles sont destinées; que peut-on leur demander de plus ?

Nous ne clorons pas ce chapitre sans prévenir le lecteur contre l'inconvénient de prêter une oreille trop complaisante aux propos des amis, aux conseils de ceux-ci aux plaintes de

ceux-là quand il est question de dents artificielles.

Hygiène de la bouche

En réalité, l'acte le plus important que les
dents aient à accomplir, est la mastication ;
mais ces organes ont encore d'autres usages
fort utiles ; elles servent à l'émission et à
l'articulation de la voix, elles contribuent à
la beauté, à l'harmonie et à l'expression du
visage.

Voilà, certes, des raisons plus que suffisan-
tes pour qu'on soit pénétré de l'importance
d'une bonne hygiène de la bouche.

Tout d'abord revenons et insistons sur ce
point qu'un examen minutieux de la cavité
buccale doit être la préface d'une hygiène
bien comprise.

Si les dents sont couvertes de tartre, il faut,
sans délai, les faire nettoyer, car le tartre, on
ne saurait trop le répéter, est souvent la cause
de la *gingivite* ou inflammation des gencives.

Un *nettoyage soigné est la base de
toute l'Hygiène buccale.*

Ce serait une erreur de croire que les soins
journaliers de la bouche n'ont de véritable
utilité que chez les personnes qui ont de

mauvaises dents ; celles-là même qui sont pourvues d'une bonne mâchoire et de bonnes dents ne doivent pas hésiter à y avoir recours si elles veulent les conserver intactes jusque dans un âge avancé.

Ces soins journaliers consistent dans l'usage : 1° d'une brosse à dents d'une forme et d'une fermeté de crins convenables.

2° De préparations dentifrices appropriées.

Sans prendre la peine de réfuter cette erreur, malheureusement trop répandue, que le brossage des dents est une opération nuisible, nous nous contenterons de dire qu'il est *absolument indispensable* de se brosser les dents tout au moins une fois par jour.

Quant aux personnes à qui leur situation de fortune ou leurs occupations peu encombrantes laissent un loisir enviable, nous leur conseillerons de se brosser les dents matin et soir : le matin, pour enlever l'enduit plus ou moins épais qui s'y est déposé pendant la nuit ; le soir, pour faire disparaître les débris alimentaires qui ont pu se loger dans les interstices des dents.

Préparations dentifrices... il en existe dans le commerce une telle quantité que l'on n'a que l'embarras du choix.

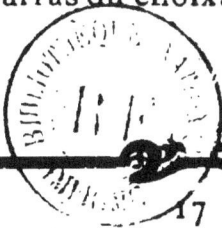

Nettoyage
des Pièces artificielles

En ce qui concerne les pièces artificielles, nous recommandons aux personnes qui en portent de les nettoyer minutieusement au savon, à l'aide d'une brosse et *en dehors de la bouche*.

A cette condition seulement les dents restantes, les gencives et la muqueuse buccale se conserveront dans un état de santé satisfaisant.

Conclusion

Notre tâche est terminée. Le but que nous nous sommes proposé sera-t-il atteint ? Nous osons l'espérer.

L'expérience nous a dicté ce que renferme cet opuscule ; sa lecture sera peut-être un avertissement salutaire. Respectueux du devoir professionnel nous avons fait, dans la mesure de nos moyens et dans l'intérêt de nos clients, ce que nous conseillait de faire le désir d'être utile.

Puissent nos efforts ne pas demeurer vains ? Ce sera pour nous la meilleure des récompenses.

Imprimerie .. ..
*L. COQUEMARD et C*ⁱᵉ
Angoulême .. ..

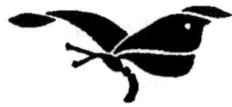

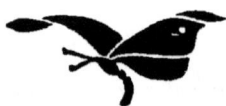

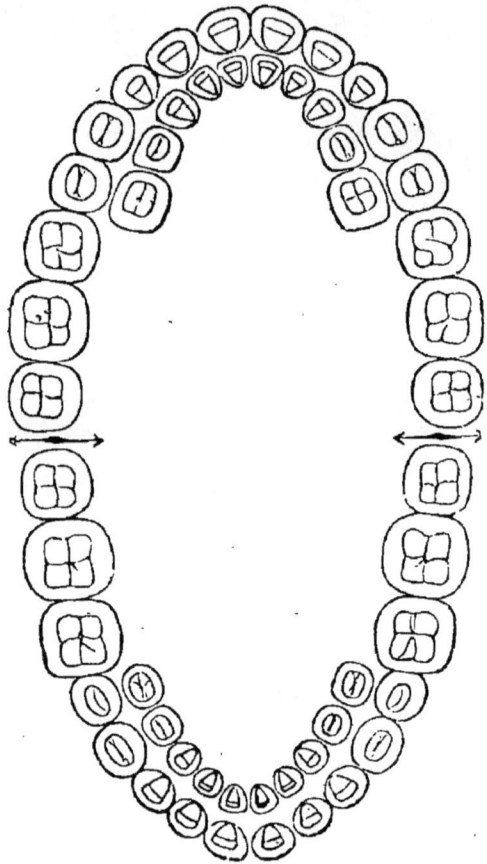